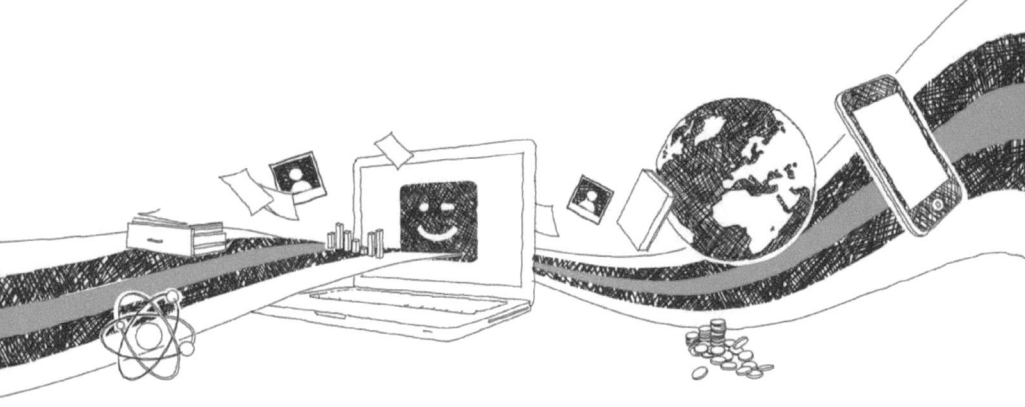
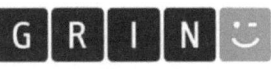

Bibliografische Information der Deutschen Nationalbibliothek:

Die Deutsche Bibliothek verzeichnet diese Publikation in der Deutschen National-
bibliografie; detaillierte bibliografische Daten sind im Internet über http://dnb.d-
nb.de/ abrufbar.

Impressum:

Copyright © 2012 GRIN Verlag, Open Publishing GmbH
Druck und Bindung: Books on Demand GmbH, Norderstedt Germany
ISBN: 978-3-668-07036-3

Dieses Buch bei GRIN:

http://www.grin.com/de/e-book/308718/zwischen-hochbegabung-und-adhs-wie-
kommt-es-zu-fehldiagnosen-und-wie-koennen

Bianca Lehner

Zwischen Hochbegabung und ADHS. Wie kommt es zu Fehldiagnosen und wie können sie vermieden werden?

GRIN Verlag

GRIN - Your knowledge has value

Der GRIN Verlag publiziert seit 1998 wissenschaftliche Arbeiten von Studenten, Hochschullehrern und anderen Akademikern als eBook und gedrucktes Buch. Die Verlagswebsite www.grin.com ist die ideale Plattform zur Veröffentlichung von Hausarbeiten, Abschlussarbeiten, wissenschaftlichen Aufsätzen, Dissertationen und Fachbüchern.

Besuchen Sie uns im Internet:

http://www.grin.com/

http://www.facebook.com/grincom

http://www.twitter.com/grin_com

Inhalt

Vorwort

Als LehrerIn hat man tagaus tagein mit verschiedensten SchülerInnen zu tun. Deren Begabungen und Schwierigkeiten zu erkennen, und den Unterricht dementsprechend für alle zu adaptieren ist unsere Hauptaufgabe. Dabei kommt es aus diversen Gründen jedoch immer wieder zu Fehleinschätzungen, die für das betroffene Kind weitreichende Folgen haben können, wie ich bei meinem eigenen Sohn erleben musste: Kurz nach Schulbeginn in der ersten Klasse Volksschule teilte mir seine Lehrerin mit, dass er ständig den Unterricht störte indem er mit seinen Stiften auf den Tisch klopfte. Sie versuchte mich davon zu überzeugen, dass seine Verhaltensauffälligkeiten in Richtung einer ADHS gingen, während eine Zweitlehrerin, die ebenfalls in der Klasse unterrichtete, der Meinung war, dass mein Sohn eher hochbegabt sei als dass bei ihm eine Aufmerksamkeitsdefizitstörung zu diagnostizieren wäre. Aufgrund der Ersteinschätzung der Klassenlehrerin wurde mein Sohn nicht adäquat gefördert und hatte bereits in den ersten Monaten die Freude an der Schule verloren. Er investierte nur das Nötigste und bald war festzustellen, dass seine MitschülerInnen enorme Fortschritte gemacht hatten, während er monatelang nichts Neues dazugelernt hatte. Dadurch wurde mir klar, wie wichtig eine richtige Diagnose ist und dass manches nicht so ist, wie es auf den ersten Blick scheint – es bedarf also eingehender Auseinandersetzung, um SchülerInnen richtig einzuschätzen, und vor allem bedarf es auch zusätzlicher fachlicher Informationen. Da ich immer wieder in Gesprächen mit KollegInnen und befreundeten Eltern erlebe, wie konträr die Sichtweisen und Meinungen zu ein und demselben Kind sein können, möchte ich mich in dieser Seminararbeit damit befassen, wo genau die Gefahren einer falschen Einschätzung zwischen ADHS und Hochbegabung liegen und wie man eine Fehldiagnose seitens der PädagogInnen aber auch durch diagnostisches Fachpersonal wie ÄrztInnen und PsychologInnen vermeiden kann.

Abstract

In vielen Fällen wird (Hoch)Begabung fälschlicherweise als ADHS (Aufmerksamkeits-Defizit-Hyperaktivitäts-Störung) diagnostiziert (Hartnett et al. 2004, S.73), weil die Symptome, die nach außen hin sichtbar sind, sehr ähnlich sind. Anliegen dieser Arbeit soll daher sein, aufzuzeigen, welche Ähnlichkeiten im Verhalten von begabten Kindern und Kindern mit ADHS erkennbar sind und worin demnach die Schwierigkeit einer richtigen Diagnose bzw. eines richtigen Erkennens von Begabten in erster Linie durch PädagogInnen besteht. Es sollen auch Hinweise gegeben werden, worauf bei einer verlässlichen Diagnose zu achten ist unter der Argumentation, dass eine Fehldiagnose für das betroffene Kind verheerende Folgen haben kann.

Ob ein Auftreten von (Hoch)Begabung und ADHS in ein und derselben Person möglich ist, ist wissenschaftlich noch kaum untersucht (Kipman 2011, S.32), daher wird diese Thematik nur kurz angeschnitten.

1. Einleitung

Das Verhalten von (hoch) begabten Kindern, die sich im Unterricht oft unterfordert fühlen und sich langweilen, weist häufig Parallelen zu Verhaltensweisen von Kindern mit diagnostizierter Aufmerksamkeits-Defizit-Hyperaktivitäts-Störung (ADHS) auf, was die Wahrscheinlichkeit von Fehldiagnosen bei begabten Kindern erhöht (Stapf 2003, S.6f). Laut Kaufmann & Castellanos (2000 in Stapf 2003, S.9) treten Fehldiagnosen mit einer Wahrscheinlichkeit von 20-25% auf, das heißt dass bis zu einem Viertel aller begabten SchülerInnen nicht richtig als solche identifiziert werden. Bedenkt man, dass Gordon (in Baum et al. 1998, S.99) bereits 1990 meinte, dass zu viele hochbegabte Kinder zur Untersuchung auf Aufmerksamkeitsdefizite und Hyperaktivitätsstörungen vorgestellt würden, so ist es besonders alarmierend, dass diese Anzahl in den letzten zwanzig Jahren sogar noch zugenommen hat (Webb & Latimer 1993 in Baum et al. 1998, S.96).

Um zu verstehen, warum die Zahl der Fehldiagnosen so hoch ist, werden in dieser Arbeit nach einer kurzen Begriffsklärung der zentralen Begriffe „(Hoch)Begabung" und „Aufmerksamkeits-Defizit-Hyperaktivitäts-Störung" die gemeinsamen Verhaltensweisen betroffener Kinder aufgezeigt und versucht zu erklären, welche Hintergründe dieses Verhalten bei ADHS-Kindern und bei (hoch) begabten Kindern haben kann. In einem weiteren Kapitel werden noch andere Faktoren, die zu einer falschen Diagnose einerseits durch pädagogisches, andererseits auch durch diagnostisches Personal beitragen können, angeführt und erläutert. Auch die Möglichkeit einer Koexistenz von ADHS und hoher Begabung in ein und derselben Person soll kurz diskutiert werden, wobei hier verschiedene Meinungen aus der Forschungsliteratur gegenübergestellt werden. Ein letztes Kapitel befasst sich außerdem mit den Auswirkungen von Fehldiagnosen vorrangig für das betroffene Kind, um im Anschluss daran Schlussfolgerungen zu ziehen, wie Fehldiagnosen in Zukunft vermieden werden können.

2. Begriffsklärung

Zu Beginn soll kurz erläutert werden, was in dieser Arbeit unter den Begriffen „(Hoch)Begabung" und „Aufmerksamkeits-Defizit-Hyperaktivitäts-Störung" verstanden wird.

2.1. Was ist (Hoch)Begabung?

Hochbegabung galt lange Zeit als gleichbedeutend mit hoher Intelligenz, wobei hierfür ein IQ-Wert von mindestens 130 festgesetzt wurde (Ziegler 2008, S.20). Daneben ging Götze (1916, S.13 in Ziegler 2008, S.21) davon aus, dass sich Begabung jedenfalls in herausragender Leistung äußern würde und so erkannt werden könne. Mittlerweile wandte sich die Hochbegabungsforschung jedoch eher multifaktoriellen Modellen zur Erklärung von Hochbegabung zu (Ziegler 2008, S.48ff), da diese zum Beispiel im Münchner Hochbegabungsmodell nach Heller und Perleth (2005 in Ziegler 2008, S.50) mehrere Begabungsdomänen identifizieren und nicht allein auf den IQ beschränkt sind. Weiters tragen in diesem Modell nicht nur inhärente Persönlichkeitsfaktoren (Motivation, Stressmanagement, Arbeitsstrategien,...) und Begabungsfaktoren (Intelligenz, Kreativität, Musikalität,...) zu einer Hochbegabung bei, sondern Hochbegabung ist ein dynamisches Konstrukt, das sich in Wechselwirkung mit Umwelteinflüssen (Familienklima, Klassenklima, Unterrichtsqualität,...) entfalten und weiterentwickeln kann, aber dadurch auch negativ beeinflusst werden kann.

(Hoch)Begabung schließt nach dem Konzept von Heller und Perleth (2005 in Ziegler 2008, S.50f) in dieser Arbeit grundsätzlich sämtliche Begabungsdomänen ein und ist nicht auf den IQ beschränkt. Bezieht sich eine Aussage der folgenden Arbeit rein auf die intellektuelle Ebene, so wird explizit von hoher Intelligenz gesprochen.

2.2. Was ist ADHS?

Die Aufmerksamkeits-Defizit-Hyperaktivitäts-Störung (ADHS) ist die häufigste neuropsychiatrische Störung bei Kindern (American Psychiatric Association 1994 in Kaufmann & Castellanos 2003, S.13; Webb & Dietrich 2005, S.2) und kann als eine Ansammlung von Symptomen wie Unaufmerksamkeit, Hyperaktivität und Impulsivität charakterisiert werden. Oft treten zugleich Lernstörungen, Tics, Angstzustände und Schlafstörungen auf (Kaufmann et al. 2000 in Kaufmann & Castellanos 2003, S.14), was eine genaue Diagnose erschweren kann. Auch die kognitive und soziale Entwicklung liegen bei ADHS-Kindern ca. zwei bis drei Jahre hinter dem Altersdurchschnitt zurück.

Zum Zustandekommen tragen einerseits genetische Faktoren und andererseits auch die Umwelt bei (Kaufmann & Castellanos 2003, S.14). Genetisch bedingt ist ADHS eine Fehlfunktion im Gehirn, bei der die Störung des Dopamin-Stoffwechsels eine große Rolle spielt. Folgen sind Verhaltenshemmung, Verzögerung der Impulskontrolle auf körperlicher sowie emotionaler Ebene und der Reizwahrnehmung sowie -verarbeitung. (Rossi 2001, S.5)

3. Parallelen im Verhalten von (Hoch)Begabten und Kindern mit ADHS

Im Folgenden sollen Verhaltensweisen, die mögliche Anzeichen für das Vorliegen einer ADHS und/oder (Hoch)Begabung sind, vorgestellt und einer kritischen Betrachtung unterzogen werden. Nicht immer kann man vom äußeren Verhalten eines Kindes eindeutig entweder die eine oder die andere Diagnose stellen, wenn man nicht die Hintergründe, die zur jeweiligen (Re)Aktion führen, kennt. So sind Diagnosen oft unzuverlässig und manchmal nur Vermutungen (Baum et al. 1998, S.103).

3.1. Merkmale von (Hoch)Begabung

Da hohe Begabungen bzw. herausragende Leistungen von verschiedenen individuellen Faktoren abhängig sind, ist es schwierig eine verallgemeinerbare Liste von Merkmalen aufzustellen, jedoch können bei verschiedenen begabten Kindern immer wieder dieselben Charakteristiken beobachtet werden, die im Folgenden genannt werden sollen (Harder 2009, S.69f): (Hoch)Begabte besitzen allgemein ein überdurchschnittliches Gedächtnis und umfassendes Allgemeinwissen sowie die ausgeprägte Fähigkeit zum analytischen Denken und Abstrahieren. Sie sind wissbegierig und willig, Herausforderungen zu meistern. Außerdem zeichnen sie sich durch einen elaborierten Sprachgebrauch, eine schnelle Auffassungsgabe und hohe Motivation beim Ausführen intellektueller Aufgaben aus.

Edwards (2009, S.32f) teilt die Charakteristiken von (Hoch)Begabten nach McAlpine und Reid (1996, in Edwards 2009, S.32) in folgende Kategorien ein: Lernen, kreatives Denken, Motivation, soziales Verhalten und Selbstbestimmung ein:

Lernen	Kreatives Denken	Sozialverhalten
➤ zeigt logisches und analytisches Denken ➤ verfügt über schnelle Informationsverarbeitung ➤ zeigt schnelle Auffassungsgabe, überspringt Lernschritte ➤ sucht intellektuelle Herausforderungen ➤ unterstützt seine Ansichten durch logische Beweise ➤ sucht eigenständig Lösungen und geht Dingen auf den Grund ➤ hat eine hohe Merkfähigkeit	➤ originelle Ideen ➤ liebt Spekulationen und kühne Gedankengänge ➤ sucht neue, unkonventionelle Lösungen ➤ schreibt kreative Texte, erfindet Sachen ➤ riskiert auch falsche Antworten ➤ zeigt intellektuelle Verspieltheit, experimentiert geistig ➤ verfügt über einen ausgeprägten Sinn für Ästhetik	➤ übernimmt die Initiative ➤ kann gut mit anderen kommunizieren ➤ motiviert andere und überzeugt von seinen Ideen ➤ übernimmt gerne Führungsrollen und Verantwortung ➤ verfügt über Selbstbewusstsein ➤ reagiert flexibel in neuen Situationen ➤ verfügt über soziale Reife

Motivation	Selbstbestimmung
➤ legt hohe Anforderungen an sich selbst, ist sehr selbstkritisch ➤ setzt sich persönliche Ziele ➤ kann sich selbst motivieren ➤ arbeitet gerne eigenständig und unabhängig ➤ verliert sich in einer interessanten Aufgabe	➤ ist skeptisch gegenüber Autoritäten ➤ ist schnell gelangweilt von Routineaufgaben ➤ hat eine Abneigung gegen Übungsphasen ➤ stellt bohrende Fragen und besteht auf Erklärungen ➤ interessiert sich eher für die Gesellschaft und Probleme Erwachsener

Tabelle 1: Charakteristika (Hoch)Begabter
(nach McAlpine & Reid 1996 in Edwards 2009, S.32)

3.2. Merkmale von ADHS

Zum Feststellen einer ADHS bietet das Diagnostische und Statistische Manual für mentale Störungen (DSM-IV-TR) der American Psychiatric Association eine Art Kriterienkatalog, wobei mindestens sechs von neun möglichen Charakteristika auf das jeweilige Kind zutreffen müssen, um das Vorhandensein zumindest eines Subtyps der ADHS (entweder Aufmerksamkeitsdefizitstörung, Hyperaktivitätsstörung oder Mischtyp) zu bestätigen. Weiters müssen diese Symptome noch vor einem Alter von sieben Jahren auftreten und über einen längeren Zeitraum von mindestens einem halben Jahr in zwei oder sogar mehr Umgebungen (z.B. in der Schule und zu Hause) präsent sein. (Edwards 2009, S.30f; Kaufmann & Castellanos 2003, S.14) Wichtig ist ebenfalls, dass diese Symptome in einem dem Entwicklungsniveau des Kindes unangemessenen, übermäßigen Ausmaß zu erkennen sein müssen und das Kind in seiner persönlichen Entwicklung, im Ausschöpfen seiner Potentiale gravierend behindern (Rossi 2001, S.3).

Kaufmann & Castellanos (2003, S.15) fassen die Kriterien für ADHS nach dem DSM-IV in folgender Tabelle zusammen:

Symptome von Hyperaktivität/Impulsivität	Unaufmerksamkeitssymptome
➢ zappelt oft oder windet sich	➢ macht oft nachlässige Fehler, ist oft unaufmerksam, was Details angeht
➢ kann oft nicht sitzen bleiben	➢ hält oft Aufmerksamkeit nicht gut durch
➢ ist oft rastlos	
➢ ist oft laut, geräuschvoll oder hat Schwierigkeiten, still zu spielen	➢ scheint oft nicht zuzuhören
➢ ist immer auf dem Sprung	➢ kommt oft Verpflichtungen nicht gut nach
➢ spricht oft übertrieben	➢ ist oft desorganisiert
➢ platzt oft mit etwas heraus	➢ vermeidet oder mag oft anhaltende mentale Anstrengung nicht
➢ ist oft ungeduldig	
➢ ist oft aufdringlich	➢ verliert oft wichtige Dinge
	➢ ist oft leicht abzulenken
	➢ ist oft vergesslich

Tabelle 2: Kriterien nach dem DSM-IV

(Kaufmann & Castellanos 2003, S.15)

Wie bereits aus obigen Beschreibungen hervorgeht, sind manche Verhaltensweisen nicht eindeutig einer (Hoch)Begabung oder einer ADHS zuzuordnen.

Im DSM-IV wird davor gewarnt, dass auch besonders intelligente Kinder im Unterricht unaufmerksam sein können, wenn die Passung nicht stimmt, und dass Probleme mit zielgerichtetem Verhalten auch aufgrund von inadäquatem oder desorganisiertem Umfeld auftreten können. Selbst Personen, die nicht an einer ADHS leiden, aber mit einer generellen Disposition zu widersetzlichem Verhalten ausgestattet sind, wollen sich den schulischen Aufgabenstellungen oft nicht anpassen. (Stapf 2003, S.7)

Webb und Latimer (1993, S.1f) haben besonders die folgenden parallelen Verhaltensweisen herausgearbeitet:

Verhaltensweisen von Kindern mit ADHS (nach Barkley 1990)	Verhaltensweisen von (hoch) begabten Kindern (nach Webb 1993)
kurze Aufmerksamkeitsspanne in den meisten Situationen	geringe Aufmerksamkeit in manchen Situationen (bei subjektiv als langweilig empfundenen Themen)
wenig Ausdauer bei Arbeiten, die keine erkennbaren Konsequenzen haben	wenig Geduld bei Aufgaben, die ihnen überflüssig erscheinen
Impulsivität (schwaches Urteilsvermögen)	äußerst sensibel (Bildung rationaler Urteile liegt hinter dem Entwicklungsstands des Intellekts)
erhöhter Aktivitätsdrang	hohe Aktivität
Schwierigkeiten, Regeln zu befolgen	Hinterfragen von Regeln und deren Sinnhaftigkeit

Tabelle 3: Gleiche Verhaltensweisen von Kindern mit ADHS und (hoch) begabten Kindern

(Webb & Latimer 1993, S.1)

Ähnliche Punkte wurden auch von Baum und Olenchak (2000 in Baum 2010, S.16) angeführt, deren Auflistung noch etwas differenzierter ist und hier zur Ergänzung dient:

Verhaltensweisen von Kindern mit ADHS (DSM-IV-TR 2000)	Verhaltensweisen von (hoch) begabten Kindern (Piechowski 1991, Renzulli et al. 1976, Silverman 1998)
geringe Fähigkeiten aufmerksam zuzuhören	oft mit eigenen Gedanken und Ideen befasst
chaotisch und desorganisiert	empfinden Organisation oft als unnötig
vermeiden generell längere geistige Anstrengungen	keine Motivation und wenig Durchhaltevermögen bei scheinbar irrelevanten Aufgaben
unaufhörliches Reden	stellen viele Fragen, diskutieren und philosophieren gerne

Tabelle 4: Ergänzungen gleicher Verhaltensweisen von Kindern mit ADHS und (hoch) begabten Kindern
(Baum & Olenchak 2000 in Baum 2010, S.16)

Als wichtig erachten Webb & Latimer (1993, S.2) eine genaue Untersuchung der Situation, in der das jeweilige Verhalten zum Ausdruck kommt, da diese oft andere Faktoren ans Tageslicht bringt, die für die Reaktion des Kindes verantwortlich sind, wie zum Beispiel bei (hoch) begabten Kindern Langeweile, unangemessene Lehr-/Lernmethode oder andere Umweltfaktoren. Auch Barkley (1990 in Hartnett et al. 2004, S.73) betont, dass dem Verhalten von Kindern mit ADHS eine neurologische Dysfunktion im Gehirn zugrunde liegt, während es für gleiches oder ähnliches Verhalten bei begabten Kindern zumeist andere Erklärungen gibt. Das bedeutet, dass zum Beispiel Unaufmerksamkeit bei SchülerInnen mit ADHS von einer inneren Disposition abhängt, jedoch bei begabten SchülerInnen vielfach erst durch äußere Faktoren ausgelöst wird. Diese Tatsache bedingt darum eines der Unterscheidungsmerkmale von Unaufmerksamkeit bei ADHS-Kindern und bei (hoch) begabten Kindern, nämlich dass diese bei ersteren in jeglichem Umfeld gleichermaßen auftritt, aber bei letzteren nur in bestimmten Situationen – häufig in der Schule, jedoch nicht zu Hause (Lind & Silverman 1994 in Hartnett et al. 2004, S.74) – zu beobachten ist.

Was den erhöhten Aktivitätsdrang beider Gruppen betrifft, so wird dieser von Hartnett et al. (2004, S.74) bei ADHS-Kindern auf neurologische Probleme der Impulskontrolle zurückgeführt, weshalb dieses Verhalten als eher zufällig und nicht zielorientiert gesehen werden kann (Leroux & Levitt-Perlman 2000 in Hartnett et al. 2004, S.74). Konträr dazu sind die Aktivitäten von (hoch) begabten Kindern fokussiert und auf ein Ziel hin ausgerichtet, wobei dieses jedoch laut Mika (2005, S.240) oft sehr subjektiv ist und für Außenstehende teils nicht nachvollziehbar oder einschätzbar ist. Der erhöhte Aktivitätslevel äußert sich bei einem Viertel der Begabten auch darin, dass sie weniger Schlaf benötigen als andere in ihrem Alter (Webb & Latimer 1993, S.2).

Silverman (1997 in Hartnett et al. 2004, S.74) erklärt die sozialen Schwierigkeiten von äußerst begabten Kindern mit der Tatsache, dass sie in ihrer intellektuellen Entwicklung weiter fortgeschritten sind als in ihren körperlichen und sozialen Fähigkeiten. Je größer dieser Entwicklungsunterschied ist, desto eher haben sie mit sich selbst und mit ihren Beziehungen zu kämpfen. Gleichsam liegen ADHS-Kinder in ihrer Entwicklung oft mehrere Jahre hinter ihren AltersgenossInnen und erleben deshalb Probleme in ihren sozialen Kontakten (Dumas 1998 in Hartnett et al. 2004, S.74).

Ebenso sehen McCoach et al. (2001, S.406) sehr viele Ursachen für schwächere schulische Leistungen wie Motivation, Interesse oder Selbstwirksamkeit, die unabhängig von einer ADHS das Leistungsniveau beeinflussen.

4. Wodurch kommt es zu Fehldiagnosen?

Dieses Kapitel befasst sich mit möglichen Ursachen von falschen Einschätzungen des offensichtlichen Verhaltens von SchülerInnen. Edwards (2009, S.34) identifiziert dazu folgende Gründe: die Ähnlichkeit der Charakteristiken von (Hoch)Begabten und Kindern mit ADHS (wie sie bereits im vorangehenden Kapitel aufgezeigt wurde), das Lernumfeld, welches Auslöser für bestimmte Verhaltensweisen sein kann, sowie die Unwissenheit vieler PädagogInnen und DiagnostikerInnen.

Bereits Webb et al. (2005) und Brown (2006) stellten das Verhalten von besonders begabten Kindern und Kindern mit ausgewiesener ADHS gegenüber und fanden sehr ähnliche Merkmale, zum Beispiel, dass beide im Unterricht oftmals nicht zuzuhören scheinen und leicht ablenkbar sind (Edwards 2009, S.34). Eine besondere Ähnlichkeit besteht nicht nur in den bereits im vorangehenden Kapitel beschriebenen Punkten, sondern nach Piirto (1992 in Flint 2001, S.66) überschneiden sich auch die charakteristischen Merkmale von ADHS wie Unaufmerksamkeit, Aktivitätsdrang und Impulsivität mit Beschreibungen von in höchstem Maße kreativen Personen wie bekannten Schriftstellern, Dichtern, Komponisten und Erfindern.

4.2. Besondere Sensitivität bei Hochbegabten

Vielfach fallen auch besondere Ähnlichkeiten zwischen Kindern mit ADHS und solchen, die nach Dabrowski eine psychomotorische Übererregbarkeit aufweisen, auf, was allerdings nach White (2004 in Edwards 2009, S.39) zu schließen noch zu wenig untersucht wurde (Edwards 2009, S.39). Während hyperaktive ADHS-Kinder nicht aufhören können sich zu bewegen, kennzeichnet psychomotorisch übererregbare Kinder eine Liebe zur Bewegung, der sie nachgehen wollen (Flint 2001, S.64), was nach außen nur schwer zu unterscheiden ist.

Ebenso kann eine imaginative Sensitivität bei (Hoch)Begabten sich in einer ausgeprägten Fantasie und Tagträumerei äußern, was für Außenstehende den Eindruck von Unaufmerksamkeit vermittelt. Ähnlich verhält es sich mit der von Dabrowski ausgewiesenen emotionalen Übererregbarkeit, da besonders starke Gefühlsausbrüche gleichsam als emotionale Impulsivität von ADHS-Kindern bewertet werden könnten. (Flint 2001, S.64)

4.3. Inadäquate Lernumgebungen

Dass eine falsche Lernumgebung dazu beiträgt, dass (hoch) intelligente Kinder ähnliches Verhalten wie ADHS-Kinder aufweisen, wird im DSM-IV-TR der American Psychiatric Association (2000 in Hartnett et al. 2004, S.73) zur Diagnose von ADHS angeführt: „Inattention in the classroom may also occur when children with high intelligence are placed in academically understimulating environments." Fühlen sich sehr intelligente SchülerInnen im Unterricht gelangweilt, so verleitet diese Situation zu Faulheit und führt in weiterer Folge zu einem Leistungsabfall. Dieser wird vielfach einer Überforderung zugeschrieben und kann zur Fehldiagnose ADHS führen (Flint 2001 in Edwards 2009, S.38). Dieses Problem der schlechten akademischen Passung für (Hoch)Begabte wird oftmals nicht als solches erkannt, sondern als Verhaltens- oder Aufmerksamkeitsproblem fehlgedeutet (Webb & Dietrich 2005, S.4). Laut Webb und Latimer (1993 in Hartnett et al. 2004, S.73) verbringen besonders begabte SchülerInnen ein Viertel bis zur Hälfte ihrer Schulzeit damit, auf langsamere SchülerInnen zu warten, was zu Unlust und abnehmender Aufmerksamkeit führt, da zumeist auch das zu Lernende von ihnen bereits beherrscht wird. Neben dem langsamen Voranschreiten des Unterrichts bereiten (hoch) begabten SchülerInnen lange und ausgiebige Übungs- und Wiederholungsphasen Probleme und verleiten sie zum geistigen Abschalten (Gallagher & Harradine 1997 in Hartnett et al. 2004, S.73).

Ebenfalls sehen Baum et al. (1998, S.97) es als beunruhigend, dass ein oftmals als Anzeichen einer Störung gedeutetes Verhalten aus dem Umfeld heraus resultiert, dem sich begabte SchülerInnen nicht in ausreichendem Maße anpassen oder unterordnen. Eine Studie von Reis et al. (1993 in Baum et al. 1998, S.100) belegt, dass mehr als die Hälfte des regulären Lehrplans für begabte SchülerInnen überflüssig ist. Ihnen fehlen Herausforderungen, was äußerst frustrierend ist und zu einer Vermeidung durch Flucht in die Tagträumerei führt (Baum et al. 1998, S.100).

Eine weitere Möglichkeit der falschen Passung im Unterricht stellen die Lehr- und Lernformen dar. Vorwiegend werden in der Schule verbale und logisch-mathematische Fähigkeiten eingesetzt (Baum et al. 1998, S.100), während andere Begabungsdomänen ausgeklammert werden. Gelingt es jedoch, die besonderen Talente der SchülerInnen für das Lernen nutzbar zu machen und sie in ihren Begabungsdomänen zu fördern, so können auch auffällige Verhaltensweisen in den Griff bekommen werden (Baum et al. 1998, S.100).

Darum plädieren Baum et al. (1998, S.96) stark dafür, dass Umweltfaktoren beachtet werden müssen, und deren Effekte auf das kindliche Verhalten untersucht werden müssen, um eine verlässliche Diagnose stellen zu können.

Die Tatsache, dass viele (hoch) begabte Kinder überhaupt nicht identifiziert werden, zeigt, dass PädagogInnen offenbar noch zu wenig über (Hoch)Begabung und deren Merkmale wissen (Edwards 2009, S.39) und dass vielfach stereotype Ansichten über Hochbegabung vorherrschen (Harder 2009, S.79). Ebenso ist der Wissensstand über ADHS bei LehrerInnen noch sehr gering, was in einer Studie von Barbaresi und Olsen (1998 in Kaufmann & Castellanos 2003, S.15) belegt wird, wenngleich der Fokus vieler Lehrpersonen eher auf negativ auffälligem Verhalten von SchülerInnen (Neihart 2003, S.1) und auf deren Schwächen (Harder 2009, S.79) liegt, und Vermutungen daher eher in Richtung ADHS tendieren. Da Lehrpersonen offenbar viel zu wenig ausgebildet sind, um ADHS oder auch (Hoch)Begabung bei ihren SchülerInnen zu erkennen (Neihart 2003, S.2), muss eine Diagnose durch entsprechend qualifiziertes Fachpersonal erfolgen.

Auch der Nachweis von ADHS oder (Hoch)Begabung durch SpezialistInnen erweist sich allerdings als schwierig, da diese davon abhängig sind, dass ihnen die betreffenden SchülerInnen von LehrerInnen oder Eltern zur Testung vorgestellt werden. Da ADHS als Störungsbild eher aus medizinischer Sichtweise beleuchtet wird und betroffene Kinder dem weiten Feld der Sonderpädagogik zugeordnet werden (Baum et al. 1998, S.96), verfügen DiagnostikerInnen zwar über Expertise auf ihrem Gebiet – entweder ADHS oder (Hoch)Begabung – jedoch zumeist über zu wenig Wissen über das jeweils andere (Edwards 2009, S.39). Das bedeutet, sie stellen aufgrund der Merkmalsausprägungen eine ihrem Fachgebiet entsprechende Diagnose ohne zu berücksichtigen, dass es für dieselben Symptome auch andere Erklärungen aus anderen Fachgebieten geben könnte.

Dass die Diagnose von bereits vorher erhaltenen Informationen, Meinungen und Vorwissen beeinflusst werden kann, beweist die Studie von Hartnett et al. (2004, S.75f), wenngleich sie aufgrund der geringen Teilnehmerzahl nur wenig repräsentativ ist. 44 Studierende wurden gebeten nach einer kurzen Beschreibung eines Kindes ein Urteil zu fällen, worauf das Verhalten des Jungen zurückzuführen wäre. Eine Gruppe konnte selbst Angaben machen, während eine zweite Gruppe die Alternativen ADHS und Hochbegabung zur Verfügung hatte. Aus der ersten Gruppe bezeichnete niemand das Kind als hochbegabt, jedoch 17 Studierende meinten, dass das Kind an ADHS leide, und 5 gaben andere Ursachen (z.B.

Lernschwierigkeiten) an. In der zweiten Gruppe entschieden sich 3 Studierende dafür, dass das Verhalten auf Hochbegabung zurückzuführen sei, und weitere 7 hielten ein Vorhandensein von Hochbegabung und ADHS für wahrscheinlich. 10 Personen jedoch diagnostizierten ADHS und die restlichen 2 andere Störungen. Da jedoch die Beweggründe für die gestellte Diagnose der Studierenden nicht untersucht wurden, und die Situation nicht einer realen Diagnosesituation entsprach, beweist die Studie lediglich die Kraft der Suggestion (Mika 2005, S.238). Dennoch zeigt das Ergebnis aber, dass Diagnosen nicht objektiv sind und daher immer die Möglichkeit einer Fehleinschätzung besteht.

4.5. Falsche Diagnosewerkzeuge

Die Diagnose von ADHS wie auch von Hochbegabung ist eine heikle Angelegenheit und bedarf professioneller Ausbildung sowie geeigneter Werkzeuge. Hartnett et al. (2004, S.73) bemängeln vor allem, dass für die Diagnose von ADHS oft lediglich Verhaltens-Checklisten verwendet werden, die das von Kindern gezeigte Verhalten als Beurteilungsmaßstab heranziehen, jedoch nicht dessen Ursachen hinterfragen. Deshalb sind derartige Checklisten als alleiniges Diagnosewerkzeug nicht geeignet, jedoch auch Verhaltensbeobachtungsbögen für PädagogInnen und Eltern sind mit Vorsicht zu behandeln. DiagnostikerInnen sollte auf jeden Fall klar sein, dass die von LehrerInnen- und Elternbeobachtungen stammenden Daten jeweils subjektiver Natur sind (Stapf 2003, S.7), und daher die Wahrscheinlichkeit für falsche Diagnosen ebenfalls begünstigen (Stapf 2003, S.9).

5. (Hoch)Begabung und ADHS gleichzeitig?

Dieses Kapitel versucht zu klären, ob zwingenderweise die eine oder andere Diagnose falsch sein muss, oder ob es nicht möglich ist, dass (Hoch)Begabung und ADHS in ein und derselben Person gleichzeitig auftreten können.

Geht man wie Kaufmann und Castellanos (2003, S.12) sowie auch andere (Webb & Latimer 1993) aufgrund von Erfahrungen und Fallbeobachtungen davon aus, dass es Kinder gibt, bei denen beide Diagnosen zutreffen, so wird bei diesen das verlässliche Erkennen von hohen Begabungen zusätzlich durch das Phänomen der Maskierung erschwert (Flint 2001, S.62). Das Problem hierbei ist, dass eine besondere Begabung ADHS nach außen hin überdecken kann bzw. Störungssymptome

15

kompensiert, was bei äußerst intelligenten Kindern über einen längeren Zeitraum der Fall sein kann (Rossi 2001, S.4). Doch auch umgekehrt kann es vorkommen, dass hohe Begabungen durch den negativen Einfluss von ADHS nicht ausgeschöpft werden und eine vorhandene ADHS Testergebnisse verfälschen kann und dadurch intellektuelles Potential maskiert (McCoach et al. 2001, S.405; Neihart 2003, S.1; Harder 2009, S.65). Beispielsweise geben viele Leistungs- und IQ-Tests die Bearbeitungszeiten vor (Silverman 2003 in Harder 2009, S.80), wobei hochbegabte Kinder mit ADHS aufgrund des durch die Störung bedingten schlechteren Zeitmanagements schwächer abschneiden als es ihrer Begabung entsprechen würde (Harder 2003, S.80). Eine verlässliche Diagnose zu stellen ist hierbei auch dadurch problematisch, dass es keine allgemein gültigen Diagnosekriterien für diese Fälle gibt (Brody & Mills 1997, S.284) und Störungssymptome zum Teil stärker variieren als in Regelfällen (Eisner & Sornik 2005 in Harder 2009, S.70). Zum Beispiel klafft die Schere der ungleichen Entwicklung von emotionalen, sozialen und geistigen Fähigkeiten bei hochbegabten Kindern mit ADHS noch stärker auseinander als bei Kindern, die nur hochbegabt sind oder nur ADHS haben, und sie sind laut Lovecky (1994 in Harder 2009, S.75) oftmals noch unreifer. Genau diese Kriterien zur Beschreibung von Kindern, die sowohl ADHS als auch hohe Begabungen aufweisen, sollten laut Brody und Mills (1997, S.284) noch genauer untersucht und zusammengefasst werden, sodass sich eine eigene Definition für (hoch) begabte Kinder mit ADHS ergibt, die nicht nur auf die Definitionen der beiden einzelnen (Störungs-)Bilder zurückzuführen ist. Aufgrund der Identifikationsschwierigkeiten geht Harder (2009, S.75f) davon aus, dass nicht nur Hochbegabung übersehen wird und fälschlicherweise ADHS diagnostiziert wird, sondern dass besonders bei hochbegabten Mädchen ein neben hoher Begabung vorhandenes Aufmerksamkeitsdefizit nicht festgestellt wird, da diese im Verhalten oftmals unauffälliger sind.

Kipman (2011, S.33) hingegen schließt ein gemeinsames Auftreten von ADHS und hoher Intelligenz zur Gänze aus, da äußerst intelligente Kinder die Fähigkeit besitzen müssen, ihre Aufmerksamkeit über einen längeren Zeitraum hinweg aufrecht zu erhalten, da sie die Grundlage für das Erbringen exzellenter Leistungen bildet. Fallbeispiele, bei denen angeblich die Koexistenz von ADHS und hoher Intelligenz belegt ist, führt Kipman (2011, S.33) auf Fehldiagnosen zurück, wie sie bereits in vorangehenden Kapiteln eingehend behandelt wurden.

6. Auswirkungen von Fehldiagnosen

Die folgenden negativen Auswirkungen von falsch gestellten Diagnosen sollen die Wichtigkeit einer richtigen Identifikation von (Hoch)Begabung sowie auch ADHS bei Kindern unterstreichen. Folgen einer Fehldiagnose sind nicht nur auf die betroffene Person beschränkt, sondern wirken sich auf die Umgebung und die gesamte Gesellschaft aus.

6.1. Folgen für die Einzelperson

Edwards (2009, S.33f) sieht ein großes Problem darin, dass (hoch) begabte SchülerInnen, bei denen fälschlicherweise ADHS diagnostiziert wurde, kaum eine Chance haben, dass ihre (Hoch)Begabung erkannt wird. Sämtliche Verhaltensweisen werden nur noch im Rahmen der Diagnose ADHS interpretiert (Hartnett et al. 2004, S.74), und aufgrund des negativen Stempels der ADHS kommen sie nicht in den Genuss besonderer Förderprogramme für Begabte (Flint 2001, S.68) und sind damit nicht in der Lage, ihr volles intellektuelles Potential auszuschöpfen (Edwards 2009, S.33f). Fehldiagnosen beeinträchtigen vor allem bei sogenannten „Underachievern" eine weitere positive Entwicklung und lassen deren Selbstwertgefühl noch weiter abnehmen (Stapf 2003, S.10). Nicht zuletzt ist es möglich, dass eine akademisch nicht herausfordernde Lernumgebung, in die das Kind als Konsequenz einer Fehldiagnose gelangt oder in der es aufgrund nicht erkannter Begabungen festsitzt, Auslöser für Depressionen, Angstzustände und weitere gesundheitliche Probleme ist (Webb & Dietrich 2005, S.4).

Risiken ergeben sich ferner aus den unterschiedlichen Maßnahmen, die aufgrund von Diagnosen ergriffen werden. Während zwar in beiden Fällen Beratungen stattfinden und individualisierte Förderpläne erstellt werden sollten, so kann bei ADHS-Kindern zusätzlich eine medikamentöse Behandlung empfohlen werden. Diese Psychostimulantien (z.B. Ritalin) sind besonders in den USA gut erforscht und bewirken verlässlich eine Aufmerksamkeitssteigerung und eine Minderung der Hyperaktivität, führen allerdings zu Nebenwirkungen wie Appetitlosigkeit, Kopfschmerzen, Reizbarkeit und Einschlafstörungen, die man dem Kind nur dann zumuten sollte, wenn die positiven Auswirkungen überwiegen (Kaufmann & Castellanos 2003, S.17f). Zusätzlich haben auch Untersuchungen von Cantwell (1996 in Hartnett et al. 2004, S.74) gezeigt, dass die kognitiven Leistungen durch die Medikation abnehmen, so weisen auch Baum und Olenchak (2002, S.97 in Hartnett et al. 2004, S.74) auf Fälle hin, in denen hochbegabte SchülerInnen „von ihrer Begabung geheilt" wurden, weil dadurch Kreativität und Neugierde unterdrückt werden (Baum et al. 1998, S.97).

6.2. Gesamtgesellschaftliche Folgen

Resultat einer falschen Behandlung durch Fehldiagnose sind laut Baum et al. (1998, S.103) große akademische, emotionale und soziale Probleme, die sich auch in den zwischenmenschlichen Beziehungen niederschlagen und somit Eltern, LehrerInnen, MitschülerInnen und andere Personen in der näheren Umgebung gleichermaßen betreffen.

Neben den Auswirkungen von Fehldiagnosen für das betroffene Individuum selbst sehen Hartnett et al. (2004, S.74) auf höhere Ebene Folgen für die gesamte Gesellschaft, nämlich den Verlust von Humankapital und potentiellen neuen Erkenntnissen für die Menschheit. Auch Brody und Mills (1997, S.283) sehen im Nicht-Erkennen hoher Begabungen eine Verschwendung von intellektuellem Potential, was sich die heutige Gesellschaft nicht leisten kann.

7. Vermeidung von Fehldiagnosen

Zum Schluss sollen in diesem Kapitel aufgrund der dargebotenen Informationen zum Zustandekommen von Fehldiagnosen wichtige Hinweise, um Fehldiagnosen weitestgehend zu vermeiden, zusammengefasst werden.

Um vorschnelle Fehlurteile zu vermeiden, sollten nach Ansicht von Flint (2001, S.68) und Harder (2009, S.84) erstrangig PädagogInnen genauer über diese Thematik und die Überschneidungen in den Verhaltensweisen von (hoch) begabten und ADHS-SchülerInnen informiert werden. Zur Beurteilung offensichtlicher Verhaltensweisen müssen auf jeden Fall Umweltfaktoren und schulische Anforderungen mit berücksichtigt werden (Delisle 1995 in Harder 2003, S.76). Stapf (2003, S.10) weist außerdem darauf hin, dass ausschlaggebende Kriterien zur Unterscheidung von (Hoch)Begabung und ADHS die bei besonders begabten Kindern vorhandene

Fähigkeit zur Abstraktion und zu tieferen Gedanken ist sowie die Tatsache, dass diese nicht trachten geistige Herausforderungen zu meiden, sondern sie sogar suchen. Weiters ist über einen längeren Zeitraum zu beobachten, dass die Leistungen (hoch) begabter SchülerInnen konsistenter sind, während die von SchülerInnen mit ADHS eher Schwankungen unterliegen (Stapf 2003, S.9; Webb & Latimer 1993, S.2).

Um die Wahrscheinlichkeit von Fehldiagnosen zu verringern empfiehlt Stapf (2003, S.8) nach Lauth und Schlottke (2002 in Stapf 2003, S.8) ein gründliches diagnostisches Vorgehen, das aus mehreren Teilen besteht:

- orientierende Diagnostik, die Befragungen von Eltern, LehrerInnen, ErzieherInnen und des Kindes selbst miteinschließt,

- testpsychologische Untersuchungen durch standardisierte Schulleistungstests und Intelligenztests,

- Aufmerksamkeitstests, die die Konzentrationsfähigkeit messen und

- systematische Beobachtungen des Kindes in verschiedenen Situationen (in der Schule, in der Familie, im Sportverein,…).

Auch Baum et al. (1998, S.102f) sprechen sich für genaue Beobachtungen des kindlichen Verhaltens aus, um festzustellen, unter welchen Voraussetzungen, in welchen Lernumgebungen, zu welchen Tageszeiten und in welchem sozialen Umfeld Defizite auftreten. In vielen Fällen können Änderungen des Lernumfeldes und der Lernbedingungen – mehr intellektuelle Herausforderungen, mehr Rücksichtnahme auf Stärken und Interessen des Kindes – adäquate Interventionen sein, um mehr Aufmerksamkeit und weniger störendes Verhalten zu bewirken (Baum et al. 1998, S.102f).

8. Conclusio

Wie aus den vorangehenden Ausführungen ersichtlich ist, gibt es viele Faktoren, die zu einer Fehldiagnose von ADHS bei (hoch) begabten SchülerInnen beitragen können. Schwierigkeiten bereiten nicht nur die teilweise ähnlichen Verhaltensweisen von ADHS-Kindern und (hoch) begabten Kindern, sondern auch die bei PädagogInnen herrschende Unwissenheit darüber. Die Auswirkungen einer falschen

Diagnose sind dementsprechend für das betroffene Kind negativ, aber auch für dessen Umwelt bzw. für die gesamte Gesellschaft, deshalb ist bei einer voreiligen Diagnose von ADHS auf jeden Fall Vorsicht geboten. Um Fehldiagnosen zu vermeiden, sollten PädagogInnen sowie diagnostisches Fachpersonal ausreichend geschult werden, um auf mögliche Überschneidungen der Verhaltensweisen von (hoch) begabten Kindern und Kindern mit ADHS sensibel zu reagieren und Diagnosen so umfassend durchzuführen, dass falsche Ergebnisse großteils ausgeschlossen werden können. Dabei zeigt sich meines Erachtens auch, wie wichtig der Dialog mit den Eltern und anderen Lehrkräften ist, um festzustellen, ob eine Verhaltensweise eines Kindes permanent auftritt oder nur in bestimmten Situationen zu beobachten ist, und auch um die dahinterliegenden Beweggründe für manches Verhalten genauer zu analysieren und gemeinsam zu hinterfragen. Wenn alle, die mit dem Kind zu tun haben, ihre Sichtweisen miteinander teilen, so entsteht ein multiperspektivisches Bild, das für eine richtige Diagnose meiner Meinung nach unabdingbar ist.

Da es bis dato nur sehr wenige wissenschaftliche Befunde über die Koexistenz von hoher Begabung und ADHS in einer Person gibt, sollte hier in der Forschung noch angesetzt werden, um durch diese Ergebnisse auch neue Blickwinkel auf die Theorie der vermeintlichen Fehldiagnose von (Hoch)Begabten als ADHS-SchülerInnen aufzuschließen.

Literatur

Baum, S. M., Olenchak, F. R., Owen, S. V. (1998): Gifted Students with Attention Deficits: Fact and/or Fiction? Or, Can We See the Forest for the Trees? In: Gifted Child Quarterly, Volume 12. No.2. Spring 1998. S.96-104. (Download von http://positivedisintegration.com/Baum1998.pdf, 16.11.2011)

Baum, S. M. (2010): Hochbegabt, ADHS, oder beides? Seminarunterlagen. (Download von http://www.wingsseminar.ch/fruehere-wings/wings-2010.html, 23.12.2011)

Brody, L. E. & Mills, C. J. (1997): Gifted Children with Learning Disabilities: A Review of the Issues. In: Journal of Learning Disabilities, Vol. 30, No. 3, 1997. S.282-296. (Download von

http://cty.jhu.edu/bin/y/h/ld.pdf, 26.11.2011)

Edwards, K. (2009): Misdiagnosis, the recent trend in thinking about gifted children with ADHD. In: APEX, The New Zealand Journal of Gifted Education, Vol. 15, No. 1. S.29-44. (Download von

http://www.giftedchildren.org.nz/apex/pdfs15/Edwards%20K.pdf, 16.11.2011)

Flint, L. J. (2001): Challenges of Identifying and Serving Gifted Children with ADHD. In: Teaching Exceptional Children, Vol. 33, No. 4. S.62-69. (Download von http://www.iusd.org/
parent_resources/gate/ADHD.pdf, 16.11.2011)

Harder, B. (2009): Twice Exceptional – in zweifacher Hinsicht außergewöhnlich: Hochbegabte mit Lern-, Aufmerksamkeits-, Wahrnehmungsstörungen oder Autismus. In: Heilpädagogik online 2/09. (Download von http://www.sonderpaedagoge.de/hpo/2009/heilpaedagogik_online_
0209.pdf, 10.11.2011)

Hartnett, D. N., Nelson, J. M, Rinn, A. N. (2004): Gifted or ADHD? The Possibilities of Misdiagnosis. In: Roeper Review, Vol. 26, No. 2, 2004. S.73-76. (Download von

http://positivedisintegration.com/Hartnett2004.pdf, 26.11.2011)

Kaufmann, F. & Castellanos, X. (2003): Hoch begabte Kinder und das Aufmerksamkeits-Defizit/Hyperaktivitäts-Syndrom: Was wissen wir wirklich? In: Journal für Begabtenförderung 2/2003. S.12-20. (Download von der Lernplattform moodle der Donau-Universität Krems, 10.11.2011)

Kipman, U. (2011): Legasthenie, Dyskalkulie, AD(H)S und Hochintelligenz. Begriffsklärung, Befunde und Häufigkeiten. In: news&science Nr.29, Ausgabe 3, ÖZBF 2011. S.30-33.

McCoach, D. B. et. al. (2001): Best Practices in the Identification of Gifted Students with Learning Disabilities. In: Psychology in the Schools, Vol. 38, John Wiley & Sons Inc. 2001. S.403-411. (Download von http://www.gifted.uconn.edu/siegle/Publications/PsychInSchoolBest Practices.pdf, 26.11.2011)

Mika, E. (2005): Giftedness, ADHD, and Overexcitabilities: The Possibilities of Misinformation In: Roeper Review, Vol. 28, No. 4, 2006. S.237-242. (Download von

http://positivedisintegration.com/Mika2006.pdf, 29.11.2011)

Neihart, M. (2003): Gifted Children with Attention Deficit Hyperactivity Disorder (ADHD).

(Download von

http://www.schoolbehavior.com/disorders/attention-deficit-hyperactivity-disorder/, 23.12.2011)

Rossi, P. (2001): Aufmerksamkeitsdefizit-/Hyperaktivitätsstörung – auch bei Hochbegabten? In: Deutsche Gesellschaft für das hochbegabte Kind e.V. (Hrsg.): Im Labyrinth. Hochbegabte Kinder in Schule und Gesellschaft. Münster. Lit Verlag 2001. (Download von

http://schuleundgesundheit.hessen.de/fileadmin/content/Themen/Chronische_Erkran kungen/ADHS_HB.pdf, 29.11.2011)

Stapf, A. (2003): Aufmerksamkeitsstörung und Hochbegabung. Differenzialdiagnostische Überlegungen und Hinweise. In: Journal für Begabtenförderung 2/2003. S.6-11. (Download von der Lernplattform moodle der Donau-Universität Krems, 10.11.2011)

Webb, N. & Dietrich, A. (2005): Gifted and Learning Disabled: A Neuropsychologist´s Perspective. In: Gifted Education Communicator, 36 (3 & 4), 2005. (Download von

http://vvvvw.sengifted.org/articles_counseling/Webb_GiftedAndLDANeuropsychologistsPerspective.pdf, 29.11.2011)

Webb, J. T. & Latimer, D. (1993): ADHD and children who are gifted. (Download von http://s50189.gridserver.com/articles_counseling/WebbLatimer_ADHDAndChildrenWhoAreGifted.pdf, 16.11.2011)

Ziegler, A. (2008): Hochbegabung. Ernst Reinhardt Verlag. München.

BEI GRIN MACHT SICH IHR WISSEN BEZAHLT

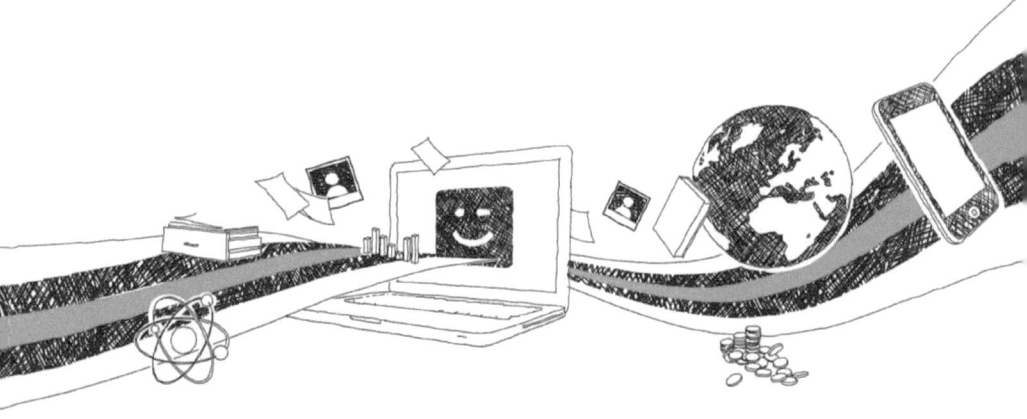

- Wir veröffentlichen Ihre Hausarbeit,
  Bachelor- und Masterarbeit

- Ihr eigenes eBook und Buch -
  weltweit in allen wichtigen Shops

- Verdienen Sie an jedem Verkauf

Jetzt bei www.GRIN.com hochladen
und kostenlos publizieren

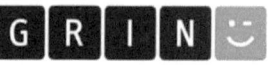